# LE MONT-DORE

## (Voies respiratoires)

## SES INDICATIONS

DANS . LES

## CONGESTIONS PULMONAIRES CHRONIQUES

### DU SOMMET

## (A FORME PSEUDO-TUBERCULEUSE)

### Par le Docteur Félix TARDIF

Médecin consultant au Mont-Dore,
Ancien Interne provisoire des hôpitaux de Paris,
Lauréat de la Faculté de Médecine de Paris,
Médaille de Bronze de l'Assistance publique.

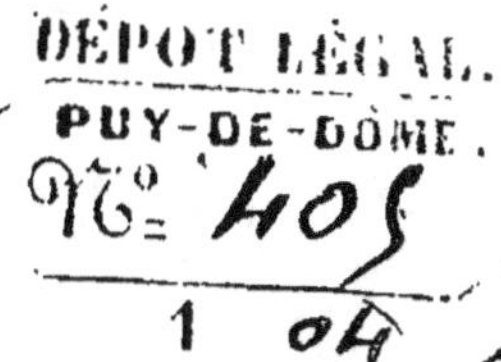


## CLERMONT-FERRAND

IMPRIMERIE ET LITHOGRAPHIE G. MONT-LOUIS

—

1904

# LE MONT-DORE

## (Voies respiratoires)

## SES INDICATIONS

DANS LES

## CONGESTIONS PULMONAIRES CHRONIQUES

## DU SOMMET

## (A FORME PSEUDO-TUBERCULEUSE)

### Par le Docteur Félix TARDIF

Médecin consultant au Mont-Dore,
Ancien Interne provisoire des hôpitaux de Paris,
Lauréat de la Faculté de Médecine de Paris,
Médaille de Bronze de l'Assistance publique.

—+*+—

CLERMONT-FERRAND

TYPOGRAPHIE ET LITHOGRAPHIE G. MONT-LOUIS

1904

# LE MONT-DORE

## SES INDICATIONS

### DANS LES

## CONGESTIONS PULMONAIRES CHRONIQUES

### DU SOMMET

### (A FORME PSEUDO-TUBERCULEUSE)

Dans cet article nous ne nous occuperons que des congestions chroniques du poumon. Les congestions aiguës — complications le plus souvent de maladies infectieuses (fièvre typhoïde, grippe, rougeole, coqueluche, etc.) — ont une thérapeutique à part et relèvent plus indirectement du traitement thermal.

Trousseau, Bouchut, Huchard, etc., et bien d'autres avec eux, nous enseignent que cliniquement, en présence des seuls signes stéthoscopiques, il ne faut pas se hâter de croire à l'existence d'une tuberculose pulmonaire du sommet, car il existe une forme de congestion pulmonaire se localisant uniquement aux sommets et simulant entièrement la tuberculose.

Cette forme congestive, nous l'avons retrouvée

chez trois de nos malades, traités aux eaux du Mont-Dore. Nous publions plus loin leurs observations qui ont contribué à nous fortifier dans cette opinion, que nombre de malades regardés comme tuberculeux, et traités comme tels aux eaux, sont des pseudo-tuberculeux.

Bouchut, d'ailleurs, l'a dit depuis longtemps :

« Sans mettre, dit-il, en cause personne et pour ne froisser aucun intérêt privé, je puis dire avoir vu des malades sortir d'Enghien, de Saint-Honoré, d'Ems, de Luchon, des Eaux-Bonnes, de Cauterets et regardés comme ayant été guéris de phtisie pulmonaire. Sans doute, parmi ces succès il y en a d'authentiques, mais ils sont trop nombreux aujourd'hui, pour ne pas les croire mêlés à quelques erreurs de diagnostic. Il est certain que parmi ces malades il y en a qui offraient tous les signes physiques du premier degré de la phtisie et qui n'étaient cependant que des *scléroses pulmonaires*, c'est-à-dire des *congestions chroniques* du poumon. »

C'est bien là, selon nous, l'expression de la vérité. Nous ajouterons, toutefois, qu'au temps de Bouchut, la tuberculose était considérée comme quasi-incurable et qu'aujourd'hui de nombreux et heureux exemples sont là pour nous prouver le contraire.

Mais comment dès lors différencier nettement une tuberculose vraie d'une simple congestion pseudo-tuberculeuse. C'est sur l'étiologie, la symptomatologie clinique, aidée du diagnostic bactériologique et sur l'efficacité du traitement, qu'il faut faire reposer ce diagnostic différentiel.

En fouillant les antécédents tant héréditaires que personnels de nos malades, il nous semble d'abord que ces congestions pulmonaires chroniques se rencontrent chez des gens ne présentant *aucun antécédent héréditaire de tuberculose*. Par contre leurs ascendants ou collatéraux pouvaient être plus ou moins rangés dans la *grande classe des arthritiques*.

Le premier malade avait un père goutteux; le deuxième un père artério-scléreux, le troisième une mère diabétique, un père rhumatisant et deux frères ayant présenté des atteintes de rhumatisme articulaire aigu.

Leurs antécédents personnels : accès de rhumatisme, bronchites à répétitions, facilités de s'enrhumer, nervosisme exagéré, les rangeaient aussi dans la catégorie des neuro-arthritiques.

Donc, *absence de tuberculose pulmonaire, présence de la diathèse arthritique*, tels sont les deux grands éléments qui dominent l'étiologie de ces congestions chroniques.

Symptomatologiquement, la congestion chronique du sommet peut simuler la première et la deuxième période de la tuberculose, mais *jamais la troisième*. On ne rencontre aucun signe cavitaire : ni souffle, ni gargouillement.

*La toux* est sèche ou avec expectoration. Elle est, en général, plus fréquente la nuit et vient souvent sous forme de quintes.

*L'expectoration* est composée de crachats spumeux, muco-purulents ou sanguinolents.

*Les hémoptysies* sont fréquentes, souvent très abondantes, surtout au début où elles peuvent arriver brusquement. D'autres fois ce sont de simples crachats striés de sang.

Le plus souvent, le malade est oppressé, a la respiration courte, et éprouve de la gène respiratoire dans les ascensions ou la marche.

*La fièvre* est en général peu marquée. Elle ne prend pas le caractère d'hecticité de la tuberculose. Elle revient le soir, souvent à heure fixe, comme celle des accès de fièvre palustre, mais elle est toujours plus légère et plus passagère.

*L'état général reste bon.* Les malades perdent rarement l'appétit et n'ont pas aux repas la toux émétisante des tuberculeux.

*Les sueurs nocturnes, l'amaigrissement, la perte des forces* se retrouvent, mais à un moindre degré que dans la tuberculose.

Au contraire, les signes stéthoscopiques et physiques pourraient induire en erreur.

*A la palpation*, on trouve de l'exagération des vibrations thoraciques, indice d'une condensation pulmonaire.

*A la percussion*, la submatité domine tantôt en avant dans la fosse sous-claviculaire, tantôt en arrière dans la fosse sus-épineuse. Cette submatité peut même aller jusqu'à la matité franche.

*A l'auscultation*, enfin, le plus souvent on

entend une respiration rude ou saccadée. L'expiration est prolongée, soufflante, et l'on perçoit des râles muqueux et des craquements aux sommets.

Jamais, par contre, nous n'avons rencontré du gargouillement ou de la respiration caverneuse.

*L'absence de ces signes cavitaires, et le contraste entre la conservation de l'état général et la gravité apparente des phénomènes locaux* sont les deux éléments les plus précieux du diagnostic différentiel.

Il faut ajouter que l'analyse bactériologique des crachats faite dans deux cas, à plusieurs reprises, a toujours été négative.

*L'absence du microbe de Koch et l'évolution généralement favorable* de la maladie font encore différencier la congestion chronique du sommet de la tuberculose vraie.

*L'efficacité du traitement thermal* complète cette différenciation.

Nous ne voulons pas dire par là que les eaux soient inefficaces dans la tuberculose.

Nombre d'exemples prouvent le contraire, mais les congestions chroniques sont plus facilement guérissables que la tuberculose vraie.

Les congestifs réagissent bien vis-à-vis des eaux prises intus et extra.

L'eau en boisson est facilement supportée. A condition d'aller progressivement, on peut arriver à en faire ingérer des doses qu'il serait imprudent d'atteindre chez les tuberculeux. Chez les hémoptoïques congestifs, les accidents sont rares, contrairement à ce que l'on observe chez les tuberculeux avec hémoptysies.

Le congestif supporte très bien le séjour dans les salles d'inhalations. Au début il ne ressent pas le même bien-être que le bacillaire. Il a de l'oppression, mais rapidement tous ces phénomènes s'amendent. La toux surtout est favorablement influencée par ces inhalations. Elle devient moins sèche, moins quinteuse. L'expectoration augmente d'abondance au début. La seule précaution à prendre est de laisser quelques jours les malades dans les salles à 28 et à 29°, et de leur recommander de ne pas se placer autour des vaporarium. Rarement on doit leur faire dépasser la température de 30 à 31°.

Pendant leur séjour dans les salles d'aspiration, les malades se pulvérisent, surtout s'ils ont tendance à avoir des congestions laryngées et pharyngées.

Mais l'eau en boisson, en inhalations, en pulvérisations n'agit pas comme agissent les demi-bains. C'est à cette pratique thermale à laquelle Bertrand attachait une si grande importance que les congestifs pulmonaires doivent, selon nous, le plus souvent leur guérison.

Dans un article de la *Revue médicale* de l'an dernier, notre vénérable doyen, le D$^r$ Mascarel, reprochait aux jeunes d'abuser des demi-bains dans la tuberculose. Je reconnais, pour ma part, le bien-fondé de cette observation. Mais congestion chronique ne veut pas dire tuberculose. Si dans la bacillose, les demi-bains sont souvent mal supportés, dans la congestion chronique, au contraire, c'est le traitement de choix. Rapidement, sous leur influence, la décongestion s'opère, la respiration aux sommets devient plus ample, plus moelleuse; le souffle et les râles tendent à disparaître et la dyspnée diminue progressivement.

En général un demi-bain tous les deux jours, d'une durée variant de 3 à 10 minutes et de 40 à 42°, comme thermalité, suffit pour une saison de 21 jours.

Les autres pratiques thermales nous paraissent moins nécessaires.

Les douches froides, chaudes ou écossaises sont à rejeter comme trop excitantes. Par là, les congestifs se rapprocheraient des tuberculeux qui, comme l'ont démontré plusieurs de nos confrères, et entre autres le D$^r$ Nicolas, supportent très mal cette pratique.

Les douches de vapeur sont plus utiles, surtout lorsque l'affection est très ancienne et résiste aux premiers bains hyperthermaux. Le jet doit être dirigé sur les sommets en avant et en arrière et à une distance assez grande.

Les bains de pieds pris tous les deux jours, en alternant avec les demi-bains, sont efficaces chez les congestifs ayant eu de nombreuses hémoptysies.

Comment agissent les eaux?

*L'arsenic est-il l'agent thérapeutique principal?*

La thérapeutique nous apprend que si l'arsenic est un relevant de l'état général et de la nutrition, à petites doses, il est à plus fortes doses contre indiqué dans les formes congestives, fébriles et hémoptoïques, aussi bien à l'état de médicament qu'à l'état d'eau minérale.

C'est ce que semble nous prouver l'observation n° 2 qui nous montre une malade ayant fait trois saisons consécutives à La Bourboule (eau arsenicale forte) et n'en tirant aucun profit.

On pourrait rapprocher, semble-t-il, l'action de ces eaux arsenicales fortes de celle des eaux sulfureuses fortes. Celles-ci, on le sait, depuis les travaux mémorables du D<sup>r</sup> Mascarel, favorisent les hémoptysies et sont *congestionnantes*, au contraire des *eaux du Mont-Dore* qui *sont décongestionnantes*.

*Faut-il alors attribuer leur action à la silice?*

Les travaux (Parmentier, Schlemmer) sont encore trop peu nombreux sur ce sujet. Ce serait cependant un point intéressant à élucider, car les eaux du Mont-Dore sont les eaux les plus siliceuses que l'on connaisse.

La décongestion doit, je pense, être pour une grande part, le fait de *l'hyperthermalité des eaux*, à condition que ce soit une *hyperthermalité native*.

Ce qui fera toujours la force du Mont-Dore, ce sont ses demi-bains pris sur les griffons mêmes. Cette eau agit alors par ses gaz naturels, par son état électrique nettement démontré depuis les travaux de Scontetten. Son action ne peut être comparée à celle d'une eau transportée ou artificiellement surchauffée. S'il en était autrement, les congestifs pourraient tout aussi bien et avec autant de profits se traiter chez eux.


## OBSERVATION I


M. L... D..., de Janville (Seine-et-Oise), 28 ans.

*Antécédents héréditaires.* — Père goutteux. Mère bien portante. Ni frère, ni sœur.

*Antécédents personnels.* — Deux accès de rhumatisme polyarticulaire à 18 et à 24 ans. Pas de complications cardiaques. Aucune autre maladie, si ce n'est des douleurs vagues dans les membres en hiver et de la facilité à contracter des angines.

Arrive au Mont-Dore le 21 juin 1900. L'affection pour laquelle il est envoyé au Mont-Dore remonte à 2 ans.

A ce moment, à la suite d'une grippe contractée en février, le malade a de la congestion aiguë du poumon gauche avec hémoptysies fréquentes. Il se remet, mais l'hiver suivant, légère bronchite. Le malade tousse, rend abondamment des crachats striés de sang. Il a de plus de l'oppression lorsqu'il marche. Etat général malgré tout assez bon. Pas de fièvre. Pas d'amaigrissement. La toux persistant et des signes d'induration aux sommets se manifestant on l'envoie au Mont-Dore.

A l'examen, aspect extérieur de l'arthritique. Calvitie précoce. Tendances à l'embonpoint. Faciès coloré.

A la palpation, peu de signes.

A la percussion, submatité plus marquée à gauche dans la région sous-claviculaire.

A l'auscultation, respiration soufflante en avant, à gauche. Râles muqueux du même côté en arrière. Respiration saccadée en avant et à droite.

Retentissement de la voix et de la toux des deux côtés.

Autres appareils sains. Bruits du cœur normaux.

*Traitement.* — Eau en boisson, source Madeleine. Progression de 1 verre 1/2 à 3 verres 1/2.

Gargarismes avant la boisson.

Demi-bain tous les deux jours.

Aspiration tous les jours. Pulvérisation 10 minutes.

Bains de pieds tous les deux jours.

Durée du traitement : 21 jours.

Le traitement est bien supporté. Le malade repart très amélioré.

Il revient en juillet 1901.

L'hiver s'est passé sans rhumes.

Plus de dyspnée. Pas d'hémoptysies.

La respiration est seulement légèrement soufflante à gauche. Plus de submatité.

Même traitement, mais de 18 jours. Demi-bain tous les trois jours. Guérison.


## OBSERVATION II


M<sup>lle</sup> F..., d'Ussel, 35 ans.

*Antécédents héréditaires.* — Père ayant de fréquents vertiges. Rhumatisant et artério-scléreux. Aucun autre antécédent.

*Antécédents personnels.* — Maladie de l'enfance, rougeole à 5 ans. Variole à 8 ans.

Réglée à 14 ans, régulièrement. Très nerveuse. Fréquentes migraines avec névralgies du trijumeau. Douleurs intercostales à diverses reprises.

Non mariée.

La maladie actuelle remonte à cinq ans. Cette malade qui, du reste, tous les hivers, avaient des rhumes fréquents, est prise en avril 1897 d'une hémorrhagie pulmonaire brusque et assez abondante. Cette hémorrhagie se répète quinze jours après, et à ce moment survient de la toux, de la fièvre et la malade maigrit. Un traitement approprié la remonte, mais à chaque retour des règles, de petites hémorrhagies se produisent. La toux revient, surtout la nuit, la malade dépérit.

On l'envoie à La Bourboule. La malade y fait en 1898, 1899 et 1900, trois saisons consécutives sans aucun profit.

En 1901, au mois d'août, elle vient au Mont-Dore.

A ce moment, on constate :

A la palpation de l'augmentation des vibrations thoraciques aux deux sommets. Submatité très nette dans les deux fosses sus-épineuses, moins prononcées en avant.

Respiration rude aux deux sommets en avant. Craquements en arrière. Retentissement de la toux et de la voix. Rien de particulier à l'examen des autres organes, si ce n'est un souffle à la pointe du cœur, souffle qui disparaît lorsqu'on fait asseoir la malade.

A l'examen pharyngo-laryngé (la malade se plaignant parfois d'avoir de l'enrouement), on ne trouve qu'un peu de congestion des piliers du voile du palais et des cordes vocales et quelques granulations pharyngées.

La malade se plaint d'avoir maigri, d'avoir des sueurs nocturnes, de la fièvre le soir jusqu'à heure fixe. Elle tousse surtout la nuit, par quintes, et rejette des crachats muco-purulents. L'examen bactériologique est négatif.

Elle est très impressionnable et nerveuse. L'appétit est capricieux.

*Traitement.* — Eau en boisson (source Madeleine). Gargarismes. Demi-bains tous les deux jours.

Bains de pieds tous les deux jours.

Aspiration et pulvérisation.

La malade repart très améliorée.

Au mois de février, le mieux continuait. Une deuxième saison sera nécessaire.

## OBSERVATION III

C..., de Paris, 32 ans.

*Antécédents héréditaires.* — Père rhumatisant.
Mère diabétique.

Deux frères atteints de rhumatisme polyarticulaire.

*Antécédents personnels.* — Bronchites à répétitions tous
les hivers. Angines fréquentes. Pas d'autres maladies.

Début de la maladie actuelle en juin 1898 par des cra-
chements assez légers de sang. L'hiver 1899, deux bronchites plus sérieuses. A la suite toux persistante, fièvre
légère revenant par périodes et ayant le caractère des
fièvres intermittentes. Expectoration parfois sanguino-
lente ; gêne de la respiration.

En 1900, au mois de mars, nouvelle bronchite.

Le malade arrive au Mont-Dore le 2 juillet.

A la percussion matité franche au sommet droit en arrière. Submatité à gauche, en arrière.

A l'auscultation, râles sous-crépitants aux deux sommets, en arrière. Respiration soufflante et saccadée en
avant.

Le malade a un peu maigri, se plaint d'avoir de la fièvre. Toux incessante et par quintes. Expectoration muco-
purulente. Examen bactériologique négatif.

Nutrition défectueuse (nodosités d'Héberden). Dyspepsie
flatulente.

Autres organes normaux.

*Traitement.* — Eau (source Bardon) en petites quantités,
car elle est mal supportée. Gargarismes. Demi-bains. Aspiration. Pulvérisations. Mieux sensible. Le malade a
repris 3 kilogrammes. Les signes pulmonaires se sont
amendés. Pas d'hémoptysies dans le cours du traitement.

Le malade empêché, n'a pu revenir au Mont-Dore en
1901, mais le mieux a persisté.

# CONCLUSIONS

1° A côté des congestions aiguës du poumon prennent place les *congestions chroniques du sommet*.

2° Ces congestions chroniques empruntent la symptomatologie de la première et de la deuxième période de la tuberculose.

3° Elles en diffèrent cependant.

### α) *Par l'étiologie.*

Les malades congestifs sont presque tous des arthritiques nullement issus de souche tuberculeuse.

### ϐ) *Par la symptomatologie.*

1° On ne retrouve jamais les signes cavitaires de la 3ᵉ période.

2° L'état général est généralement conservé.

### γ) *Par la bactériologie.*

Le bacille de Koch ne se rencontre pas dans les crachats.

*δ) Par l'efficacité presque certaine des eaux.*

Cette efficacité n'est pas due seulement à la présence de l'arsenic, puisque des eaux arsenicales fortes (La Bourboule) échouent là où des eaux plus faibles (le Mont-Dore) réussissent.

*Elle semble due :*

1° Peut-être à l'action de la silice.

2° Sûrement à *l'hyperthermalité des eaux*, pourvu que cette hyperthermalité soit une *hyperthermalité native.*

Les demi-bains du Pavillon (Mont-Dore) pris sur les griffons mêmes avec une eau conservant ses gaz et son état électrique sont dans ces conditions.